QUATRE OBSERVATIONS

DE

PELLAGRE

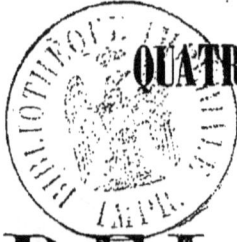

QUATRE OBSERVATIONS

DE

PELLAGRE

SUIVIES D'UNE

DISCUSSION

SUR

LA NATURE & LE TRAITEMENT DE CETTE MALADIE

PAR LE Dr NOGUÈS

Médecin en chef de l'Hôtel-Dieu Saint-Jacques, professeur-adjoint de Clinique
interne à l'Ecole de médecine de Toulouse.

TOULOUSE

IMPRIMERIE J. PRADEL ET BLANC

PLACE DE LA TRINITÉ, 12

—

1863

Depuis cinquante ans environ la pellagre a attiré l'attention de quelques médecins français qui, exerçant l'art de guérir dans des contrées où cette maladie règne endémiquement, ont pu l'observer avec toutes ses manifestations locales et générales. Après l'avoir longtemps étudiée, tant au point de vue de ses causes et de ses symptômes, qu'au point de vue de son traitement, ces médecins ont publié quelques travaux importants qui ont vulgarisé la connaissance de cette grave affection. Mais, soit que cette maladie s'étende de plus en plus, soit que la folie, par laquelle la pellagre se termine le plus ordinairement, ait attiré, dans ces derniers temps, l'attention du monde savant, l'Académie impériale de Médecine de Paris vient de fonder un prix de 5,000 fr., à décerner au praticien qui parviendra à éclairer la nature si obscure de cette affection.

Cela étant, nous avons cru devoir faire connaître quatre observations de pellagre, que nous avons recueillies à l'Hôtel-Dieu Saint-Jacques, de Toulouse, ainsi que notre manière de penser sur la cause, la nature et le traitement de cette singulière maladie.

1re OBSERVATION. Jean Marie F., âgé de 60 ans, entré à l'Hôtel-Dieu le 4 avril 1861, est couché au n° 33, de la salle Notre-Dame.

Né à Pouvourville, à 8 kilomètres de Toulouse, de parents vigoureusement constitués, il n'a rien à indiquer du côté de l'hérédité.

Dès sa première jeunesse jusqu'à l'âge de 30 ans, il travaillait la terre dans la campagne et se trouvait par là exposé à toutes les intempéries des saisons ; à 30 ans, il entra dans une fonderie où son travail l'obligeait à se tenir constamment auprès d'un foyer ardent ; dix ans après, il se mit pendant quatre ans à la fabrication de la chaux et du plâtre, et depuis lors il est revenu aux travaux des champs.

Sa vie n'a été qu'une longue suite de privations et de souffrances ; il n'avait point de feu en hiver ; il avait une nourriture insuffisante et de mauvaise qualité ; mais il affirme positivement qu'il *n'a jamais mangé du pain de maïs, ni aucune des préparations que l'on fait dans le pays avec cette céréale.*

Doué d'une constitution bien établie et d'un tempérament de bon aloi, il s'affectait grandement de sa vie précaire, il avait aussi des chagrins domestiques dont il aggravait facilement la triste réalité.

Dès l'âge de 25 ans, il éprouva des signes non équivoques de congestion vers la tête ; on le saigna, et, dès ce moment, il prit pour ainsi dire l'habitude de la saignée à peu près chaque année, jusque vers l'âge de 50 ans.

A cette époque, il vit apparaître chaque année sur les mains et sur les pieds des crevasses sans érythème, qui duraient tout l'hiver et qu'il attribuait à l'action du froid.

Vers 1854, le malade éprouva des crises assez fréquentes et caractérisées par une céphalalgie gravative, des bourdonnements d'oreilles et des vertiges accompagnés de douleur à la région épigastrique avec vomissements très abondants de matières liquides et jaunâtres. Bientôt ces crises, qui persistaient pendant trois ans, se compliquèrent d'un grand affaiblisement, plus prononcé surtout dans les membres pelviens. Dans l'intervalle de ces crises, tout paraissait revenir à la santé.

Mais en 1857, et au plus fort de l'été, notre malade vit apparaître, pour la première fois, sur la face dorsale des pieds et des mains, l'éruption particulière à la pellagre. La rougeur, la tuméfaction et la cuisson étaient si vives et si intenses, que tout travail manuel devint impossible. Sans consulter personne, cet homme se contenta de simples applications de cataplasmes de mauves. L'éruption qui diminuait le matin et pendant le jour, reprenait toute son intensité vers le soir. Après trois semaines environ de ces alternatives, les mains et les pieds reprirent peu à peu leur volume naturel, l'épiderme se détacha en petits fragment furfuracés, et le malade put revenir à son travail habituel.

Pendant toute la durée de l'érythème pellagreux, la céphalalgie, les vertiges et les vomissements furent complètement dissipés, et revinrent aussitôt la guérison de l'affection locale.

Jusqu'en 1860, les crises nerveuses se présentèrent toutes seules ; mais à cette époque, il fut chassé par les siens qui le menacèrent même du couteau ; il vécut alors du pain de l'aumône, il dévora ses chagrins en silence ; il habita un mauvais réduit, et bientôt apparut pour la seconde fois sur les pieds et sur les mains, la manifestation morbide signalée plus haut, avec tous les mêmes caractères et pendant deux ou trois septenaires. Après son évolution, les troubles du système nerveux s'accentuèrent davantage ; les crises nerveuses, au lieu de se présenter tous les quinze jours, arrivèrent tous les trois jours, puis tous les deux jours, puis enfin tous les jours; les forces diminuèrent de jour en jour; rien encore cependant n'avait troublé l'exercice des sens spéciaux.

Après avoir supporté toutes ces souffrances pendant un an, et n'en pouvant plus désormais, cet homme vint se présenter à l'Hôtel-Dieu, où il fut reçu le 4 avril 1861.

L'éruption avait déjà reparu depuis quelques jours; il y avait eu sur la face dorsale des pieds et des mains de larges ampoules qui, en se crevant, avaient laissé échapper un liquide séreux, de couleur citrine, et qui avaient fait place, pour le moment, à de larges et nombreuses crevasses, à des croûtes épidermiques assez épaisses, larges et nombreuses; dans leur intervalle, la peau était épaissie, rugueuse, parcheminée, luisante et d'un rouge violacé. La région sternale présentait aussi des traces de cet érythème, mais sans crevasses et sans croûtes. La peau de tout le corps était le siége d'un prurit très incommode, qui avait son summum d'intensité pendant la nuit, de manière à empêcher presque absolument le sommeil. Ce prurit disparut cependant après quatre ou cinq jours d'Hôpital.

Le malade accusait la présence d'un grand nombre de petits boutons dans la bouche, sur la langue et au voile du palais, qui le gênaient beaucoup, soit pour la mastication, soit pour la déglutition; mais un examen minutieux de toutes ces parties ne put y faire trouver aucun de ces boutons.

L'appétit était perdu, les digestions devenaient difficiles; il y avait même quelquefois, mais plus rarement que l'année précédente, quelques vomissements de matière liquide et citrine. — Toute la cavité abdominale était douloureuse, tantôt sur un point, tantôt sur un autre point du tube digestif. Il était facile de trouver à la palpation des duretés plus ou moins volumineuses et nombreuses, dont la raison d'être s'expliquait suffisamment par une constipation des plus opiniâtres, qui était toujours exaspérée par l'administration des purgatifs.

Les centres nerveux sont parcourus par des éclairs de douleurs qui s'exaspèrent de plus en plus dans toute la tête et dans tout le parcours du rachis. Les vertiges sont devenus presque continuels. Il y a une surexcitation nerveuse générale très manifeste, des bourdonnements d'oreilles et un bruit de cloches incessants; l'ouïe n'est déjà plus aussi délicate.

Sa vue est également très altérée : il distingue difficilement les objets et comme dans un brouillard, il croit les voir danser devant ses yeux.

Les sens de l'odorat, du goût et du toucher n'existent presque plus.

L'intelligence et la mémoire sont profondément altérées; il comprend difficilement les questions qu'on lui pose, et les réponses sont tardives et machinalement faites. Il se souvient encore, mais avec la plus grande difficulté.

Le malade ne se tient plus debout qu'avec beaucoup de peine; ses genoux fléchissent et il marche en fauchant et en écartant les pieds. Il peut tout au plus porter sa main à la bouche et avec beaucoup de lenteur; il ne peut soulever le moindre fardeau; il laisse échapper tout ce qu'il veut serrer dans ses mains.

Dans tous les muscles il ressent une profonde lassitude et des douleurs contusives très profondes. La circulation est allanguie, un bruit de souffle se fait entendre d'une manière bien manifeste dans les artères carotides.

Il éprouve aussi quelque difficulté à mouvoir la langue; aussi la parole est-elle embarrassée.

Pendant les trois semaines environ de son premier séjour à l'Hôpital, il fut soumis à un régime fortement analeptique; quelques bains le soulagèrent un peu quant à l'état de l'innervation; quelques purgations, qui ne réussirent pas à surmonter la constipation, aggravèrent un peu la faiblesse générale, et il sortit, le 29 avril, à peu près dans le même état que le jour de son entrée.

Dehors, il retomba dans la plus grande misère: tous les phénomènes locaux et généraux de la pellagre reparurent avec une intensité des plus alarmantes; et, vers la fin du mois de juin, il vint à l'Hôpital pour la seconde fois.

Il était alors, comme le 4 avril, avec tous les signes confirmatifs de sa maladie; il avait, de plus, presque entièrement perdu le sommeil; il était tourmenté par des cauchemars affreux; il se surprenait souvent à désirer la mort et il se plaisait dans cette pensée, quoiqu'il n'ait jamais cependant encore attenté à ses jours.

La moelle épinière était le siége de fourmillements intolérables.

L'abdomen était tendu et douloureux; la constipation plus rebelle que jamais. Les vomissements avaient lieu régulièrement presque tous les jours; la mixtion était douloureuse et peu abondante.

La respiration s'embarrassait par suite d'un engoûment des poumons.

La démarche était de plus en plus titubante et la parole de plus en plus embarrassée.

Le même traitement ayant donné lieu à quelque légère amélio-ration, le malade voulut sortir encore; puis revenir une troisième fois pour passer à l'hospice de la Grave, en qualité d'incurable, où nous l'avons retrouvé avec tous les attributs d'une santé parfaite.

2e OBSERVATION. C....., âgé de 63 ans, entré à l'Hôtel-Dieu le 1er mai 1862, est au n° 34 de la salle Notre-Dame.

Né dans les environs de Toulouse, le malade habitait cette ville depuis longtemps.

Il a été successivement tisserand, brassier, homme de peine, et depuis quelques années il travaillait à la fabrication du plâtre et de la chaux.

Il est d'un tempérament bilioso-sanguin, d'une constitution ro-buste et d'un caractère mélancolique.

A l'âge de 35 ans, il fut atteint d'une pneumonie aiguë.

Quoiqu'il n'eût pour s'entretenir que les ressources de son tra-vail, il affirme très catégoriquement n'avoir jamais mangé du maïs.

Il y a 7 à 8 ans qu'il éprouva de violents chagrins, que le temps n'a pas même pu alléger.

Au printemps de l'année 1860, et au milieu d'une course, il sentit vaciller ses jambes; il eut un tremblement général et des vertiges. Cette crise, qui s'accompagna de pesanteur d'estomac, de nausées, de coliques et de diarrhée, dura pendant six jours. Pen-dant tout ce temps il éprouva aussi de la céphalalgie, de l'insomnie, des éblouissements, des bourdonnements d'oreilles et une faiblesse musculaire générale portés à un très haut degré.

Une seconde crise eut lieu vers le milieu de l'été de la même année : il fut pris tout-à-coup d'éblouissements et de vertiges; il tomba sous le poids de son corps, mais sans perdre connaissance, et demi heure après il n'en avait plus que le souvenir.

Depuis cette époque, les crises se sont constamment rapprochées : elles parurent d'abord tous les quinze jours, puis tous les huit jours, et dans ces derniers temps elles se reproduisent deux ou trois fois par semaine; après leur disparition, le malade est profondément accablé toute la journée.

A son entrée dans le service, ce malade présenta tous les désor-dres du système musculaire, du système digestif, du système ner-veux, qui traduisent la pellagre. — La manifestation érythémateuse de cette maladie ne s'est produite qu'après l'apparition des symp-tômes généraux. — Il fut très curieux de constater chez lui une

lenteur effrayante du pouls, qui ne battait guère plus qu'une tren-
taine de pulsations par minute.

Il est resté trop peu de temps à l'Hôpital pour y avoir subi un
traitement quelconque, puisqu'il voulut sortir le 11 du même mois
de son entrée ; cependant il faut dire que sous l'influence du repos
ou du régime, ou bien de l'un ou de l'autre, il n'a plus eu aucune
crise, et que ses fonctions disgestives s'étaient déjà quelque peu ré-
gularisées.

3e et 4e OBSERVATIONS. Les deux autres pellagreux couchés, l'un
au no 47 et l'autre au no 70 de la salle Notre-Dame, diffèrent des
précédents, en ce qu'ils se sont nourris presque toujours de maïs,
et, à cause de leur extrême misère, de maïs du plus bas prix ou de
qualité défectueuse. Ces deux malades présentent, à des degrés divers, des traces de la maladie sur la face dorsale des mains ; ils
ont le facies caractéristique.

Les dérangements du tube digestif sont portés chez eux à peu
près au même degré.

La force musculaire les a complètement abandonnés.

Ils ont des hallucinations de la vue et de l'ouïe ; ils sont poursuivis par des rêves effrayants ; ils rêvent quelquefois tout éveillés
et se croient alors poursuivis par des chiens enragés ou surpris par
un incendie.

Tous ces accidents se calment, par moment, pour reparaître
ensuite avec plus d'intensité.

L'un des deux est sorti, et l'autre, qui est encore dans les salles
au mois de juillet, est tombé presque dans l'imbécillité.

Quatre observations de pellagre seront sans doute insuffisantes
pour arriver à la connaissance de la nature, de la cause et du traitement de cette maladie. Toutefois, cette triple notion intéresse si
hautement et la science, et les populations des contrées où règne
ce fléau, que nous n'hésitons pas à nous servir de ce petit nombre de faits cliniques, pour tenter de soulever un coin du voile qui
couvre le mystère pathogénésique et thérapeutique de la pellagre.
D'ailleurs, cette affection se manifestant toujours d'une manière à
peu près identique, quelle que soit sa cause, nous restons convaincu
que, si ces quatre observations ne peuvent nous faire atteindre
le but que nous nous proposons, réunies aux nombreux faits colligés
et interprétés par différents auteurs, elles concourront à la solution

du problème posé au monde savant. Au reste, depuis longtemps nous avons l'occasion de constater, dans notre hôpital, au prin-temps de chaque année, quelques cas de pellagre dont nous n'avons pas recueilli les observations. Mais tous ces malades et les traite-ments qu'ils ont suivis, sont assez présents à notre esprit pour qu'ils nous servent utilement dans tout ce qui va suivre.

Cela dit, tâchons de découvrir : 1° la nature, 2° la cause, 3° la thérapeutique de la pellagre.

1° *Nature.* — En dirigeant nos efforts vers la recherche de la nature de la pellagre, nous avertissons le lecteur que nous n'avons nullement l'intention de pénétrer la nature intime de cette maladie. Une telle entreprise serait au-dessus de nos forces, non-seulement pour la pellagre, mais encore pour un cas morbide quelconque. Nous voulons seulement, analysant avec soin les symptômes multi-ples de la pellagre, déterminer d'abord l'appareil d'organes sur lequel cette cruelle affection porte sa première atteinte, et faire connaître ensuite par quel mode elle frappe des coups plus ou moins forts sur les autres parties de l'économie. En procédant ainsi, nous écartons les hypothèses dans lesquelles sont tombés plusieurs médecins qui ont écrit sur cette matière. Chemin faisant, nous cite-rons sommairement les théories qu'ils ont admises pour se rendre compte de la génèse pellagreuse.

Nous mentionnerons : 1° l'opinion de Paul della Bona, qui a soutenu que la pellagre était un mélange de scorbut et de lèpre ; 2° celle d'Allioni, qui a cru trouver la cause de cette maladie dans un miasme particulier auquel il a donné le nom de miasme mi-liaire ; 3° celle de Frapoli et de Zanetti, qui ont attribué la pellagre à la répercussion de l'humeur de la transpiration : cette humeur, ont dit ces deux médecins, rentrée dans la masse sanguine, fait naître une acrimonie chaude ou froide, acide ou alcaline ; et cette acrimonie, selon sa qualité physico-chimique, met en évi-dence telle ou telle manifestation pellagreuse ; 4° l'opinion de plusieurs autres médecins, celle de Strambio père, entre autres, qui ont admis un virus *sui generis*, pour expliquer facilement les symptômes divers de la pellagre.

Les choses en étaient là, lorsque la Doctrine Physiologique parut dans le monde médical ; la pellagre fut considérée bientôt, par la plupart des praticiens, comme une gastro-entérite chronique qui, réagissant sur tous les appareils d'organes, entraînait à sa suite les nombreux symptômes qui manifestent l'affection pellagreuse. Comment résister au talent d'exposition de Broussais, qu'animaient encore sa conviction intime et la fougue de son esprit ! Cet ardent réformateur avait fait table rase de tout ce qui avait été dit avant lui, et prétendait replacer la médecine sur de nouvelles bases. L'inflammation devait tout dominer, et cette inflammation était toujours une dans sa nature. De plus, la gastro-entérite était la clé de la pathologie, puisqu'elle était le principe de toutes les maladies. Du reste, le tube digestif présentant dans le cours de la pellagre des symptômes qui témoignent, en apparence, de l'existence de l'inflammation de la muqueuse gastro-intestinale, il n'en fallait pas davantage pour que des esprits très sérieux prissent le change dans cette importante question de pathologie.

C'est ainsi que Strambio fils, chaud partisan de la doctrine physiologique, accusa son père d'avoir négligé d'examiner la muqueuse du tube digestif des pellagreux. Il alla jusqu'à faire honte à la médecine italienne de n'avoir pas reconnu plus tôt que la pellagre n'était qu'une phlegmasie. Pour lui, il la fit consister dans une irritation des filaments spinaux, qui donnaient naissance à une phlogose abdominale, à la gastro-entérite aiguë ou chronique, jointe quelquefois à l'inflammation de la séreuse du ventre.

Plus tard, en France, M. Léon Marchand exprimait à peu près la même opinion, en disant que la pellagre était une gastro-entéro-rachialgie.

Ces deux propositions sur la nature de la pellagre sont trop affirmatives, et leurs auteurs jouissent d'une réputation scientifique trop bien méritée, pour que nous ne tentions pas de les combattre.

Et d'abord, les nombreuses nécropsies qui ont été pratiquées sur différents pellagreux, dans divers pays, ont péremptoirement démontré que la pellagre n'était point une gastro-entérite. En effet, dans le plus grand nombre des cas, le tube digestif s'est trouvé indemne de toute lésion anatomique; dans d'autres, on a rencontré des altérations de la muqueuse gastro-intestinale, telles que des ulcérations et l'injection des vaisseaux; mais on a dû les considérer comme l'effet, plutôt que comme la cause de la maladie.

En second lieu, on admet en bonne clinique que les symptômes qui révèlent une maladie ne suffisent pas toujours pour en faire connaître la nature. Ce n'est qu'après avoir examiné avec soin ses causes, sa marche, ses terminaisons diverses, et surtout l'efficacité de telle ou telle médication, qu'on parvient à pénétrer son essence. Aussi l'aphorisme, *naturam morborum curationes ostendunt*, trouve-t-il son application presque tous les jours.

La doctrine Broussaisienne a pu vainement déployer toutes ses ressources thérapeutiques contre la pellagre : ses partisans, qui s'opiniâtraient à considérer cette affection comme une gastro-entérite, ont été forcés de convenir que les phénomènes morbides devenaient d'autant plus accentués, surtout ceux qui se rapportaient au système nerveux, qu'on faisait subir aux malades de plus fréquentes soustractions sanguines ; les symptômes mêmes qui dérivaient du tube digestif, au lieu de s'améliorer allaient en s'aggravant de plus en plus : force donc a été aux fauteurs de la doctrine physiologique, de ne plus voir dans la pellagre une gastro-entérite.

Pour notre compte, nous concluons des affirmations de l'anatomie pathologique ainsi que de l'inopportunité ou plutôt de la nocuité du traitement anti-phlogistique dirigé contre la pellagre, que cette dernière ne consiste point en une phlogose de la muqueuse gastro-intestinale.

Imbus des idées du solidisme, d'autres médecins ont voulu voir dans la pellagre tantôt une encéphalite ou une encéphalo-myélite, tantôt une méningite cérébrale ou une méningite cérébro-spinale. Malheureusement pour ces auteurs, les moyens thérapeutiques employés contre ces prétendues inflammations n'ont eu aucun succès ; malheureusement, l'anatomie pathologique n'a pu constater que d'une manière exceptionnelle les traces laissées par la phlogose du système nerveux cérébro-rachidien. Donc encore, la pellagre n'est ni une myélite, ni une encéphalite, ni une méningite cérébrale ou cérébro-spinale.

Qu'est-ce donc que la pellagre ? Pour répondre à cette question, nous devons, comme nous l'avons dit plus haut, analyser avec soin les phénomènes complexes de cette maladie, et déterminer l'appareil d'organes qui est le premier atteint. Or, en interrogeant scrupuleusement les malades, ou en assistant à la partie initiale de l'évolution morbide, on peut se convaincre que les systèmes nerveux ganglionnaire et cérébro-spinal sont primordialement troublés dans leur fonctionnement. Mais si, ne s'arrêtant pas à la manifestation nerveuse de la maladie, l'homme de l'art veut aller plus avant dans l'étude de sa cause prochaine, il arrivera sans peine à la notion d'un autre fait pathologique préexistant, qui entraîne nécessairement la perturbation de la fonction nerveuse, à savoir un appauvrissement bien accentué de la masse sanguine, traduit par un ensemble de symptômes qui lui sont propres. C'est ainsi qu'on observe, dans la plupart des pellagreux, comme nous l'avons d'ailleurs constaté chez le sujet de notre première observation, la pâleur générale de la peau, la flaccidité des tissus, l'allanguissement de la musculation, la faiblesse du pouls, des bruits de souffle soit au cœur, soit dans les gros troncs artériels. Nous ferons remarquer que ces deux grandes significations cliniques, appauvrissement du sang, perversion de la force nerveuse, ne sont point concomittantes dans le principe de la maladie, mais bien successives.

Dès que ces deux grandes fonctions vitales, circulation et innervation, sont troublées, toutes les autres qui leur sont plus ou moins directement subordonnés, ne tardent pas à manifester du désordre. Entre toutes, la fonction digestive est la plus profondément atteinte ; les phénomènes morbides qui dérivent de cette dernière sont si prononcés, que quelques médecins les ont considérés comme la partie phénoménale la plus importante de la maladie. Mais si, au point de vue de la constitution morbide de la pellagre, les troubles du système digestif sont secondaires, il n'est pas moins vrai qu'ils contribuent puissamment à entretenir la dyscrasie sanguine, et par suite la perturbation nerveuse, en rendant incomplète l'élaboration de la substance alimentaire.

Si telle est la génération des phénomènes morbides qui caractérisent la pellagre, nous pouvons conclure que cette dernière consiste dans un appauvrissement de la masse sanguine, c'est-à-dire dans une chloro-anémie spéciale, qu'on pourrait appeler chloroanémie *pellagreuse.*

Il nous semble qu'il n'y a rien d'extraordinaire à considérer les symptômes de la pellagre comme le résultat d'une modification profonde qu'a éprouvé le fluide nourricier. Des phénomènes qui ont plusieurs points de ressemblance avec ceux de la pellagre, se développent dans la véritable chloro-anémie. Or, pour expliquer les accidents nerveux et circulatoires qui traduisent cette dernière, on s'est toujours adressé à la dyscrasie du sang. Donc, dans la chloro-anémie comme dans la pellagre, la détérioration du fluide nourricier est la première condition étiologique. On me permettra de faire observer que dans le traitement des maladies en général, on ne s'occupe pas assez à maintenir le *consensus* qui doit nécessairement exister entre les deux grandes fonctions vitales, la circulation et l'innervation. Cependant, l'expérimentation physiologique et l'observation clinique concourent à démontrer que ces deux actes vitaux sont essentiellement connexes, qu'ils réagissent l'un sur l'autre, soit dans la génèse, soit dans la thérapie d'une maladie. Des faits pratiques nombreux sont dans le domaine de la science pour démontrer la vérité de cette proposition ; je rapporterai le suivant, qui est remarquable au point de vue de l'influence morbide réciproque des systèmes sanguin et nerveux :

Le nommé Dupuy (Thomas), âgé de 10 ans, d'une constitution faible, éprouva, le 25 juin 1862, une frayeur considérable quand il fut renversé par une charrette. Le jour même de cet accident, ce jeune enfant éprouva des tournements de tête tels, qu'il lui était impossible de se tenir sur ses jambes ; il tombait toutes les fois que ses membres supérieurs ne s'appuyaient pas sur quelque objet.

Le médecin qui fut appelé, croyant sans doute à l'existence d'une congestion cérébrale, fit appliquer quelques sangsues derrière les apophyses mastoïdes. A partir de ce moment, les tournements de tête devinrent plus considérables : la station sur les jambes fut impossible, même quand les bras du malade avaient un point d'appui. Livré à lui-même, l'enfant tombait en arrière ; cependant il conservait l'intégrité de son intelligence et la plénitude de sa volonté : il voulait marcher en avant, mais il ne le pouvait ; une force irrésistible déterminait la chute du corps. Des purgatifs réitérés furent administrés ; des vésicatoires aux jambes, aux bras, à la nuque furent successivement appliqués ; tout cela fut fait en vain : les phéno-mènes vertigineux et paralytiques persistèrent. Le jeune malade fut amené à l'hôpital Saint-Jacques de Toulouse, le 19 août. Voici son état :

Couché dans son lit ou assis sur son séant, l'enfant n'éprouve aucun vertige, il exécute avec ses membres inférieurs tous les mouvements que sa volonté commande. Mais dès qu'il est debout, il voit tous les objets qui l'entourent tourner rapidement ; dès-lors, toute coordination des mouvements inférieurs des membres cesse complètement : le malade ne peut aller en avant, son corps est irrésistiblement porté dans la chute postérieure : des convulsions légères agitent en même temps ses membres inférieurs. Tous ces désordres de la locomotion cessent instantanément quand on met un bâton entre les mains du malade, soit que celui-ci s'en serve pour s'appuyer sur lui, soit qu'il le tienne simplement. Mais l'état vertigineux ne discontinue point. Les pupilles sont très dilatées ; le pouls est petit, faible, lent ; un bruit de souffle bien marqué se fait entendre dans les artères carotides ; l'enfant est pâle, amaigri :

les fonctions digestives sont en très bon état ; le malade a bon appétit et digère bien.

Cet ensemble de symptômes graves devait appeler toute notre attention. Les vertiges et les phénomènes paralytiques tenaient-ils à une
congestion cérébrale ou à un épanchement séreux dans la cavité
crânienne ? Evidemment non ; car si l'état congestif ou la collec-
tion séreuse avaient été la cause de cet appareil symptomatologique,
ce dernier n'aurait pas disparu quand le malade était couché ou
qu'il s'appuyait sur un bâton. Le bâton, comme on le pense bien,
ne pouvait faire disparaître instantanément ni la congestion sanguine, ni l'épanchement de sérosité.

Il devenait évident pour nous que ces symptômes, en apparence
si formidables, dépendaient d'un trouble fonctionnel du centre
cérébro-rachidien ; que ce trouble devait être rattaché à la frayeur
que le malade avait éprouvée et à la déglobulisation du sang, mani-
festée surabondamment par les bruits de souffle, la pâleur de la
face, la petitesse du pouls, etc. En conséquence de cette interpré-
tation diagnostique, nous avons prescrit un bon régime, consistant
dans l'usage de la viande noire, du vin de Villaudric. Ce régime a
été avantageusement corroboré par l'emploi des pilules de Vallet,
administrées à la dose de deux par jour, au commencement des
repas. Le croirait-on ? 15 jours s'étaient écoulés à peine que tous
les phénomènes paralytiques et vertigineux avaient disparu graduellement. Le malade est sorti de l'hôpital le 4 septembre, marchant
très bien, courant, dansant, sautant, en un mot parfaitement
guéri.

Ce fait, il est vrai, ne peut corroborer qu'indirectement ma thèse
sur la nature de la pellagre. Il doit seulement donner une plus
grande confirmation aux nombreux faits cliniques qui démontrent
qu'un état particulier du sang peut modifier le système nerveux
d'une manière profonde.

Nous terminerons ce long chapitre, sur la nature de la pellagre,
en disant que cette dernière maladie et la chlorose ont de l'analogie jusque même dans leur appellation. Ainsi, de même que le
mot chlorose a son motif dans la couleur verdâtre de la peau, de
même le mot pellagre a sa raison dans l'érythème des mains et de
toutes les parties du corps soumises à l'action du soleil.

Causes. — La cause de la pellagre a été trouvée dans l'action de
l'air humide, par Casal, Thouvenel, Léon Marchand ; dans l'action du

soleil, par Albera ; dans l'action déprimante de la misère escortée de
l'influence des chagrins , des passions tristes et d'une habitation in-
salubre; dans l'emploi du mauvais vin et des viandes salées, par
Torni, Scudelanzoni ; dans l'alimentation exclusive et continuelle
par le maïs, par Fanzago, Guerrechi, Marsari, Balardini. C'est surtout à ces deux derniers médecins qu'il faut rapporter le triomphe
de l'opinion qui considère le maïs comme la cause unique et
spécifique de la pellagre. Le docteur Marsari a étudié, avec une
persévérance digne d'éloges, pendant l'espace de vingt ans, l'action
délétère du maïs dans les villages du territoire de Trévise. Ce n'est
qu'après avoir recueilli avec soin un grand nombre d'observations,
que ce médecin distingué a soutenu que le blé turc était la seule
cause de la pellagre.

Quelques années plus tard , l'opinion de Marsari a été chaleu-
reusement défendue par un praticien très distingué de Brescia.
M. Balardini, dans un mémoire remarquable qu'il a publié en avril
1845, soutient que la pellagre est occasionnée exclusivement par
le maïs, mais par le maïs altéré dans sa composition par une maladie particulière, qu'il a appelée du nom de *verderame*. Nous ne
saurions mieux faire que de donner, d'après l'auteur, la description
de cette altération.

« Cette altération ne se manifeste qu'après la récolte et lorsque
» le grain est placé dans les greniers. Elle apparaît dans le sillon
» oblong, couvert d'un épiderme très mince, qui correspond au
» germe. Cet épiderme (qui dans l'état normal est ridé et adhérent
» à l'embryon), lorsque la production morbide que nous examinons
» est née, se détache de celui-ci et s'épaissit peu à peu ; pendant
» quelque temps cependant, il conserve son intégrité, laissant voir
» une matière verdâtre qui paraît lui être sous-jacente : si l'on
» enlève la pellicule épidermique, on trouve, en effet, au-dessous,
» un amas de poussière ayant la couleur du vert-de-gris plus ou
» moins foncé; c'est un véritable produit parasite qui attaque
» d'abord la substance voisine du germe, se porte ensuite sur le
» germe lui-même et le détruit. » . . . .

D'après cela , l'opinion de Marsari perd de son importance; en
effet, ce n'est point l'alimentation exclusive par le maïs qui devient
la cause de la pellagre, mais bien un principe particulier, spécifique
qu'a fait naître l'altération subie par cette céréale. C'est le *spori-
sorium ou verderame*, qui, en modifiant la masse sanguine d'une

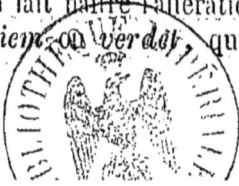

manière particulière, fait naître l'ensemble des symptômes qui manifestent la pellagre.

L'opinion de M. Balardini, appuyée d'ailleurs sur un grand nombre de faits cliniques soigneusement observés, a été partagée par plusieurs médecins qui ont vu la pellagre de près ou de loin. Parmi ces médecins, je citerai M. le docteur Costallat, de Bagnères-de-Bigorre, qui a étudié l'affection pellagreuse dans les départements des Landes et des Hautes-Pyrénées.

Dans une lettre adressée à M. le Ministre de l'agriculture, du commerce et des travaux publics, le 8 juillet 1858, ce médecin distingué se montre convaincu que le verdet est la cause unique de la pellagre. Mais sa conviction ne repose que sur un projet d'expérience ; la démonstration de l'intoxication par le verderame est purement théorique, car elle n'a pour base aucun fait clinique.

Dans sa réponse au rapport présenté par le M. le docteur Duplan, au nom du conseil d'hygiène et de salubrité publique, à M. le Préfet des Hautes-Pyrénées, M. Costallat ne prouve pas davantage que le verdet est la cause unique de la pellagre ; il suppose toujours cette cause, mais il ne la démontre ni cliniquement, ni expérimentalement ; il se contente de dire à la page 30 d'une brochure intitulée : *Etiologie et Prophylaxie de la Pellagre :* « Avec le » maïs étranger provenant des provinces danubiennes, s'introdui-» sit une quantité de verdet hors de toute proportion avec ce qu'on » avait pu voir jusqu'alors, de là aussi les effets désastreux sur la » santé publique. » Comme on le voit par cette courte citation, M. le docteur Costallat constate le verdet dans le maïs provenant des provinces danubiennes. Mais l'affirmation de ce fait était insuffisante ; il aurait dû prouver, sans réplique, que cette alimentation viciée avait déterminé la pellagre chez les pauvres gens qui en avaient fait usage. Donc, puisque le médecin des Hautes-Pyrénées n'a pu établir, ni par l'expérimentation, ni par l'observation clinique, que le verderame est la cause unique de la pellagre, nous sommes autorisé à croire que le travail de M. Costallat, bien fait d'ailleurs, ne peut nullement servir pour résoudre définitivement le problème étiologique de l'affection pellagreuse.

Argumentant contre la manière de penser de M. Costallat, M. le docteur Duplan, dans son rapport à M. le Préfet des Hautes-Pyrénées, prouve cliniquement et d'une manière péremptoire, que le verdet n'est point la cause de la pellagre. Voici, au reste, ce que dit à ce sujet ce praticien si judicieux :

« A ceux qui soutiennent cette opinion (que le verdet est la cause de la pellagre) , les médecins des Pyrénées répondent que la maladie n'a jamais révélé son existence dans les régions des Hautes-Pyrénées où l'on se nourrit exclusivement de cette céréale , tandis qu'elle sévit par contre dans une foule de localités où l'on mange du pain de seigle, de froment, de sarrasin et d'orge; le maïs n'étant guère employé que sous forme de bouillie, laquelle, préparée tantôt avec des choux et de la graisse , tantôt avec du lait , tient lieu de soupe dans les principaux repas.

» Si l'on cherche, en effet, quelles sont les localités envahies jusqu'ici par la pellagre, on est forcé de reconnaître que la maladie ne se retrouve guère que dans les belles vallées de l'Adour, de l'Arros et de l'Echez, précisément dans les régions les moins déshéritées de la fortune. Or, nous savons tous que là la classe inférieure se nourrit bien, qu'elle mange du pain de froment mélangé, en proportions variables, avec du seigle, de l'orge et très exceptionnellement avec du maïs, du sarrasin. Ne voit-on pas, d'un autre côté, la haute montagne, cette région si étendue de notre département`, où l'ouvrier, le pasteur et l'homme des champs font du blé de Turquie leur principale nourriture, le seigle ou le blé sarrasin n'entrant que pour une faible part dans l'alimentation ; ne voit-on pas, disons-nous, la haute montagne jouir jusqu'à ce jour des bénéfices d'une immunité complète? Peut-être dira-t-on que le montagnard prépare ordinairement les farines de maïs avec du lait ou du beurre, et qu'il peut bien neutraliser ainsi les caractères toxiques attribués à ces farines. Sans doute, l'habitant de nos campagnes fait entrer en assez forte proportion le lait et ses produits dans son régime alimentaire; mais le lait ou ses produits revêtiraient-ils donc des propriétés prophylactiques de la pellagre ? L'histoire de l'endémie est là pour répondre à cette question.

» En résumé, pour les médecins des Hautes-Pyrénées, la pellagre qui sévit dans nos campagnes ne saurait être attribuée à l'usage du maïs. Il est démontré pour eux qu'elle a été amenée par un concours de causes débilitantes, telles qu'une alimentation insuffisante, la privation de vin pour bon nombre d'individus qui en faisaient leur boisson habituelle, l'excès du travail, l'habitation de lieux insalubres. Ainsi envisagée, la manifestation de cette maladie s'explique naturellement, tandis qu'elle devient inexplicable quand on la rattache à l'usage du maïs. »

Depuis quelques années M. Landouzy, professeur de clinique interne, directeur de l'École de Médecine de Reims, observe la pellagre dans son pays, où le maïs est complètement inconnu comme substance alimentaire. Frappé d'ailleurs de l'analogie symptômatologique que ses malades ont présentée avec les pellagreux de la Lombardie, des Asturies, des Landes et du Lauragais, dont il a pu lire les observations détaillées, ce médecin distingué a voulu parcourir tous ces pays où la pellagre est endémique, afin de s'assurer si cette maladie, qu'il a étudiée dans la Champagne, diffère de celle qui désole toutes ces dernières contrées. Or, il résulte des recherches consciencieuses faites par le savant professeur, que la pellagre champenoise est symptômatiquement identique, sous tous les rapports, à la pellagre lombarde, espagnole, landaise, etc. Donc, si cette maladie se développe dans la Champagne, en dehors de l'alimentation avec le maïs, pourquoi n'en serait-il pas de même ailleurs ? Donc, le verdet n'est pas toujours la cause de la pellagre. Telle est la conclusion rigoureuse que M. Landouzy tire des quarante-deux cas de pellagre qu'il a publiés dans une brochure intitulée : *De la Pellagre sporadique*. Telle est aussi la conclusion qui découle de nos deux premières observations.

Mais si le maïs sain ou verderamé ne peut pas produire spécifiquement la pellagre, on ne saurait disconvenir qu'il n'entre pour une grande part dans la production de cette affection, quand il constitue l'alimentation exclusive des malades. Dans tous ces cas, ce n'est par aucun principe particulier, toxique, que le maïs agit, mais bien par l'insuffisance des matériaux réparateurs qu'il fournit à l'économie animale, d'où la chloro-anémie spéciale qui perturbe l'innervation et, par suite, les autres fonctions.

Quelle est donc la cause de ce fléau ? Plusieurs excursions que j'ai faites dans le Lauragais, à diverses reprises, m'ont appris que la cause de la pellagre, loin d'être une, est au contraire extrêmement complexe. Quand on parcourt ce pays dans la belle saison, et qu'on voit ses plaines immenses couvertes de blé, on pense que les hommes qui l'habitent jouissent pleinement de tous les avantages physiques et moraux. Mais, hélas ! il n'en est rien. On remarque deux sortes d'habitations: une somptueuse, élégante, confortable; l'autre, misérable, ouverte à tous les vents, à toutes les intempéries des saisons, renfermant un air à peine respirable, entourée de fumiers, et communiquant ordinairement avec les étables de la ferme.

Le travail des champs est fait par des hommes qui habitent dans ces bouges. Ce travail commence, en été, à cinq heures du matin et finit à huit heures du soir. Ces hommes sont donc exposés aux rayons d'un soleil ardent pendant près de dix heures consécutives. La chaleur caniculaire jointe à un exercice musculaire prolongé, déterminent chez ces malheureux des sueurs abondantes qui ruinent leurs forces physiques d'autant plus efficacement, qu'ils n'ont pour boisson que de l'eau , qu'ils n'ont pour tout aliment que du pain de maïs. Le blé turc du Lauragais n'est jamais verderamé, car il mûrit toujours longtemps avant l'arrivée du froid. Du reste, l'habitant de ce pays mange très rarement de la viande de boucherie; tout au plus il consomme deux ou trois fois la semaine un peu de salé. Ajoutez à tout cela qu'il est très mal vêtu, tant pendant l'hiver que pendant l'été , qu'il est sans cesse tourmenté par des chagrins domestiques, qui proviennent de l'infimité de sa position. En un mot, l'habitant du Lauragais travaille excessivement pendant toute sa vie , lutte contre des privations de toute nature. Or , toutes ces circonstances concourent à altérer sa constitution physique et morale d'une manière d'autant plus certaine, qu'il existe chez lui quelque prédisposition morbide particulière.

Nous concluons encore de tout ce qui précéde, que la pellagre n'a point sa cause spécifique dans le maïs, mais bien dans cette réunion de circonstances étiologiques que nous venons d'énumérer et qu'on désigne par le nom collectif de *misère*. Oui , toutes ces causes contribuent à produire cette dyscrasie sanguine , que nous appelons chloro-anémie pellagreuse, dyscrasie qui perturbe peu à peu et d'une manière successive les systèmes nerveux, digestif et musculaire.

Traitement. — Chacune des hypothèses qui ont servi, tour-à-tour , à expliquer la nature de la pellagre , a dû entraîner à sa suite une méthode thérapeutique particulière. Ainsi , Casal et Paul della Bona , qui regardaient le scorbut comme l'élément dominant de cette maladie, prescrivirent les anti-scorbutiques. Frappolli et Zanetti, qui ont professé que la pellagre était due à la répercussion de l'humeur de la transpiration , ont conseillé l'usage des frictions, des diaphorétiques et des bains chauds. Ceux qui ont vû dans la pellagre une atonie des voies digestives, ont proclamé les toniques et les amers. D'autres, entraînés par la vogue de la Doctrine physiologique , ont employé sans réserve les antiphlogistiques généraux et locaux. Contrairement à l'opinion Broussaisienne , quelques médecins ont considéré la pellagre comme une affection due à un embarras de l'estomac et des intestins, de là l'usage des émétiques et des purgatifs administrés sans ménagement. Enfin, et pour tout dire en quelques mots, la plupart des moyens que possède la thérapeutique ont été successivement dirigés contre la pellagre. Toutes ces médications ont été le plus souvent inutiles; quelques-unes même ont aggravé la maladie. Mais hâtons-nous de reconnaître que, parmi tous ces agents curateurs, les purgatifs et les antiphlogistiques sont ceux qui ont donné lieu au plus grand nombre de revers.

Il résulte de ce qui précède que, jusqu'à plus ample informé, les moyens pharmaceutiques doivent entrer pour peu de chose dans le traitement de la pellagre. Voici, du reste, l'opinion de M. le docteur Calès père, médecin très distingué, qui a passé tout le temps de sa vie médicale dans le Lauragais, où cette maladie sévit endémiquement.

« Je ne prétends pas, dit ce praticien judicieux, que les agents » thérapeutiques n'aient aucune action sur la pellagre; mais, forcés » d'accepter nos malades avec leur misère et leur dénuement, » nous ferons l'aveu de nos insuccès. Je n'ai obtenu des résultats » satisfaisants que chez ceux qui ont pu se placer sous l'influence » d'une meilleure hygiène. » Un peu plus loin, le même médecin s'exprime ainsi : « Au reste, toutes ces ressources (ressources » thérapeutiques) seront impuissantes, elles n'auront aucune action » salutaire, si elles ne sont employées dès les premiers temps de la » maladie : elles se montreront encore tout-à-fait inutiles, si vous » ne changez pas les conditions dans lesquelles le malade se trouve » placé ; si vous ne remplacez pas sa maison sale et humide par une » habitation propre et bien aérée, ses aliments faibles et grossiers » par une nourriture substantielle ; en un mot, si vous ne faites » pas couler dans ses veines un sang plus généreux, vous tour- » nerez toujours dans un cercle vicieux, et ne devrez rien attendre » de vos soins et de vos efforts. »

Notre pratique, qui n'est pas aussi longue ni aussi riche en faits de pellagre que celle du docteur Calès, nous a démontré aussi l'inanité de l'arsenal pharmaceutique. Sauf quelque indication spéciale et fortuite que nous nous avons dû remplir pendant que nous traitions les pellagreux soumis à nos soins, nous devons reconnaître qu'une bonne alimentation continuée pendant longtemps, et variée autant que possible, a fait tous les frais du traitement. En effet, sous l'influence d'un régime analeptique et corroborant, auquel a continué d'être soumis, pendant son séjour à l'hospice de la Grave, le sujet de l'observation première, nous avons pu voir disparaître graduellement tous les symptômes qu'il a présentés. L'état de ce malade, intéressant à tant de titres, ne laisse aujourd'hui rien à désirer.

Les phénomènes morbides de la pellagre dépendant, comme nous croyons l'avoir démontré, d'une dyscrasie sanguine, nous comprenons facilement qu'avec une bonne alimentation et les soins hygiéniques qui lui sont afférents, on puisse reconstituer le sang de ces malheureux et faire disparaître ainsi tous les accidents de cette grave maladie.

Mais l'application de la règle relative au régime alimentaire devra être, de la part du médecin, l'objet d'une surveillance attentive; elle devra, en effet, subir de nombreuses variations, suivant les individus, suivant la période du mal, suivant les progrès du rétablissement. Le point capital est de passer par des transitions ménagées. L'avis donné par Hippocrate, que les changements brusques sont périlleux, semble fait pour les tristes victimes de la pellagre, dont le tube digestif plus ou moins lésé, habitué au régime végétal, ne supporterait pas impunément une diète animale abondante et exclusive.

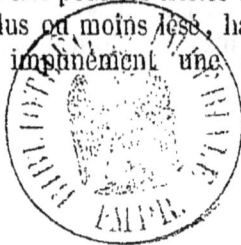